# DIVERTICULITE

## THINGS YOU SHOULD KNOW
## (QUESTIONS ET REPONSES)

Rumi Michael Leigh

# Introduction

Je voudrais vous remercier et vous féliciter d'avoir acheté ce livre, "Diverticulite, ce que vous devriez savoir (questions et réponses)".

Ce livre vous aidera à comprendre, à réviser et à maîtriser les connaissances générales et les mots clés de la diverticulite et son incidence sur la vie des personnes atteintes de cette maladie.

Merci encore d'avoir acheté ce livre, j'espère que vous l'apprécierez !

# Chapitre 1

1) Qu'est-ce que la diverticulite ?

- La diverticulite est une inflammation des diverticules.

2) Qu'est-ce qu'un diverticule ?

- Un diverticule est une poche unique sur le tube digestif.

3) Que sont les diverticules ?

- Les diverticules sont des poches autour du tube digestif.

4) Quel est le terme médical pour le diverticule ?

- Le terme médical pour le diverticule est une hernie.

5) Quels sont les facteurs de risque du diverticule ?

- Les facteurs de risque du diverticule sont l'alimentation (faible teneur en fibres), l'âge, la sédentarité, une hydratation insuffisante, le stress, et l'hérédité.

6) Qu'est-ce qu'un vrai diverticule ?

- Dans un vrai diverticule, toutes les couches des parois du côlon sont impliquées.

7) Qu'est-ce qu'un faux diverticule ?

-   Dans un faux diverticule, seules la muqueuse et la sous-muqueuse des parois du côlon sont impliquées.

8) Qu'est-ce qu'un mode de vie sédentaire ?

-   Un mode de vie sédentaire est un mode de vie avec peu ou pas d'activité physique dans la vie d'un individu.

9) Les diverticules causent-ils des symptômes ?

-   Non, les diverticules ne provoquent pas de symptômes.

# Chapitre 2

1) Comment appelle-t-on le gros intestin ?

- Le côlon est un autre nom pour le gros intestin.

2) Donner un autre nom pour la séreuse du tube digestif.

- Un autre nom pour la séreuse du tube digestif est le péritoine.

3) Quelles sont les couches du tube digestif ?

- Les couches du tube digestif sont la muqueuse, la sous-muqueuse, la musculeuse et la séreuse.

4) Quel pourrait être le résultat d'un régime pauvre en fibres ?

- Un régime pauvre en fibres peut entraîner la constipation.

5) Qu'est-ce qu'un abcès ?

- Un abcès est une collection de pus dans les tissus du corps.

6) Quel est le danger d'un abcès dans le côlon ?

- Un abcès dans le côlon peut entraîner une rupture pouvant entraîner une péritonite.

7)  Qu'est-ce qu'une péritonite ?

-  La péritonite est l'inflammation du péritoine.

8)  La péritonite est-elle mortelle ?

-  Oui, la péritonite est une maladie mortelle.

9)  Quel type d'hémorragie est causé par une péritonite ?

-  Le type d'hémorragie causée par une péritonite est un saignement gastro-intestinal.

10) Qu'est-ce que hématochézie ?

-  Une hématochézie est la présence de sang frais et rouge vif dans les selles.

# Chapitre 3

1)  Quelles sont les parties du côlon ?

-  Les parties du côlon comprennent le caecum, le côlon ascendant, le côlon transverse, le côlon descendant, le rectum et le sigmoïde.

2)  Quelle partie du côlon a le plus petit diamètre ?

-  Le sigmoïde a le plus petit diamètre.

3)  Quelle partie du côlon est soumise à la pression la plus élevée ?

-  Le sigmoïde est soumis à la pression la plus élevée puisqu'il présente le plus petit diamètre du côlon.

4)  Qu'est-ce qu'une fistule colovésicale ?

-  Une fistule colovésicale est une connexion entre le côlon et la vessie due à la rupture d'un diverticule.

5)  Qu'est-ce que la coloscopie ?

-  La coloscopie est un examen médical du côlon.

6)  Quel est l'avantage de la coloscopie ?

-  Une coloscopie permet au médecin de voir clairement toutes les parties du côlon en temps réel.

7) Quel est un des risques majeurs de réaliser une coloscopie sur un patient ?

- L'un des risques majeurs liés à la réalisation d'une coloscopie sur un patient est le risque de perforation.

8) Qu'est-ce qu'un CT Scanner ?

- Un CT Scanner est une radiographie et un examen informatique permettant au médecin de voir l'intérieur du corps du patient.

9) Dans quelle situation un scanner peut-il être recommandé par un médecin au lieu d'une coloscopie ?

- Si les intestins sont trop enflammés et qu'il y a un risque élevé d'infection, le médecin peut recommander un scanner au lieu d'une coloscopie.

10) Qu'est-ce qu'un lavement baryté ?

- Un lavement baryté est un examen radiologique du côlon.

# Chapitre 4

1) Qu'est-ce que la diverticulose ?

- La diverticulose est un ensemble de diverticules.

2) Quelle est la cause principale de la diverticulose?

- La cause principale de la diverticulose est inconnue.

3) Peut-on trouver une diverticulose partout dans l'intestin ?

- Oui, on peut trouver une diverticulose partout dans l'intestin.

4) Où se trouve le plus souvent la diverticulose dans l'intestin ?

- La diverticulose se trouve le plus souvent dans le côlon sigmoïde.

5) La diverticulose est-elle symptomatique ou asymptomatique ?

- La diverticulose est généralement asymptomatique.

6) Comment diagnostique-t-on la diverticulose ?

- La diverticulose peut être diagnostiquée par coloscopie, scanner et lavement baryté.

7) Quelles sont les complications de la diverticulose?

- Les complications de la diverticulose sont le saignement, la diverticulite, la fistule, la diminution du diamètre de la paroi intestinale, etc.

8) La diverticulose mène-t-elle toujours à la diverticulite ?

- Non, tous les cas de diverticulose ne conduisent pas à une diverticulite.

# Chapitre 5

1) Quelles sont les complications de la diverticulite ?

- Les complications de la diverticulite sont la douleur, la péritonite, la fièvre, la constipation, etc.

2) Quels sont les traitements de la diverticulite ?

- Les traitements de la diverticulite sont les antibiotiques, le drainage des abcès, la chirurgie et la colostomie.

3) Dans quelle partie du corps la douleur survient-elle habituellement pendant la diverticulite ?

- La douleur survient généralement dans la fosse iliaque gauche pendant la diverticulite.

4) Pourquoi des douleurs surviennent-elles souvent dans la fosse iliaque gauche pendant la diverticulite ?

- Des douleurs surviennent souvent au niveau de la fosse gauche lors de la diverticulite car c'est la position du sigmoïde.

5) Quels sont les signes et symptômes de la diverticulite ?

- Les signes et symptômes de la diverticulite sont l'inflammation, l'infection, les nausées, les vomissements, la douleur de la fosse iliaque gauche, etc.

6) De quoi la diverticulite a-t-elle les mêmes manifestations ?

- La diverticulite a les mêmes manifestations que le cancer du côlon.

7) Quelle est la différence majeure entre le cancer du côlon et la diverticulite dans leurs manifestations ?

- La différence majeure entre le cancer du côlon et la diverticulite dans leurs manifestations est que la diverticulite est souvent accompagnée de fièvre.

8) Quel est le traitement chirurgical de la diverticulite ?

- Le traitement chirurgical de la diverticulite consiste à enlever la partie affectée du côlon.

9) Quel est le traitement non chirurgical et non médicamenteux de la diverticulite ?

- Un régime strict est un traitement non chirurgical et non médicamenteux de la diverticulite.

10) Quels sont les traitements médicamenteux de la diverticulite ?

-   Les traitements médicamenteux de la diverticulite incluent des antibiotiques et le traitement de la douleur.

# Chapitre 6

1) La diverticulite peut-elle causer le cancer du côlon ?

- Oui, la diverticulite peut provoquer un cancer du côlon.

2) Pourquoi un régime liquide est-il habituellement utilisé comme traitement chez un patient souffrant de diverticulite ?

- Un régime liquide est habituellement utilisé comme traitement chez un patient souffrant de diverticulite, car il aide le côlon à se reposer pendant quelques jours.

3) Donner des exemples de médicaments pouvant entraîner une diverticulite.

- Les corticostéroïdes peuvent entraîner une diverticulite.

4) Quel type de diverticule existe-t-il habituellement dans une population adulte ?

- Le faux diverticule est généralement présent chez une population adulte.

5) Quel type de diverticule existe-t-il habituellement dans la population des jeunes enfants ?

- Le vrai diverticule est généralement présent chez les jeunes enfants.

6) Pourquoi le faux diverticule est-il généralement
présent chez la population adulte ?

-   Le faux diverticule est généralement présent
    chez la population adulte car ce type de
    diverticule est acquis.

7) Pourquoi le vrai diverticule est-il généralement
présent chez les jeunes enfants ?

-   Le vrai diverticule est généralement présent chez
    les jeunes enfants car il est héréditaire.

# Chapitre 7

1) Qu'est-ce que la colostomie ?

- La colostomie est l'ouverture d'une partie du côlon sur la peau.

2) Quel est le but de la colostomie ?

- La colostomie permet l'élimination des matières fécales.

3) Quelles sont les complications de la colostomie ?

- Les complications de la colostomie sont la nécrose, la rétraction de la stomie, la sténose, le saignement, la fistule péristomiale, le prolapsus, la hernie incisionnelle, un abcès péristomial, une occlusion intestinale et une stomie hémorragique.

4) Qu'est-ce qu'une fistule ?

- Une fistule est une déchirure.

5) Qu'est-ce que la sténose ?

- La sténose est le rétrécissement d'une surface (tissu, corps).

6) Qu'est-ce que la nécrose ?

- La nécrose est la mort d'une cellule ou d'un tissu.

7) Qu'est-ce qu'une rétraction ?

- Une rétraction se produit lorsqu'une surface devient plus petite par contraction.

8) Qu'est-ce que le prolapsus ?

- Le prolapsus est la descente anormale d'un organe ou d'une partie d'un organe.

9) Qu'est-ce qu'une occlusion intestinale ?

- Une occlusion intestinale est un blocage partiel ou complet du transit intestinal.

10) Qu'est-ce qu'une stomie ?

- Une stomie est une ouverture temporaire ou permanente dans le corps.

# Chapitre 8

1) Qu'est-ce qu'un abdomen aigu ?

- Un abdomen aigu est un abdomen gonflé et tendu.

2) Qu'est-ce que la septicémie ?

- La septicémie est une infection sanguine grave.

3) Donner un autre nom à la septicémie.

- La septicémie est aussi appelée sepsis.

4) Qu'est-ce qu'une complication grave de la septicémie ?

- La mort est une complication grave de la septicémie.

5) Quelles substances pourraient être trouvées en grande quantité dans les selles ?

- Les bactéries pourraient être trouvées en grande quantité dans les selles.

6) Qu'est-ce qu'un transit normal ?

- Un transit normal est la présence de gaz, de selles et du péristaltisme.

7) Qu'est-ce que le péristaltisme ?

-   Le péristaltisme est la contraction et la relaxation symétriques des muscles du tube digestif.

8) Le péristaltisme est-il une action volontaire ou involontaire ?

-   Le péristaltisme est une action involontaire.

9) Quels sont les signes du péristaltisme ?

-   Les signes du péristaltisme sont des gaz et des selles.

10) Qu'est-ce que la fistule dans un organe ?

-   Une fistule est une ouverture d'un passage à un autre dans un organe.

# Chapitre 9

1) Quelles sont les principales fonctions des leucocytes ?

- Les leucocytes protègent le corps contre les infections et les corps étrangers.

2) Une augmentation des leucocytes signifie-t-elle une infection ?

- Non, une augmentation des leucocytes ne signifie pas nécessairement une infection.

3) Que signifie une augmentation des leucocytes ?

- Une augmentation des leucocytes signifie une inflammation.

4) Que signifie une augmentation de la protéine C ?

- Une augmentation de la protéine C signifie une infection.

5) Qu'est-ce que cela signifie quand les leucocytes et la CRP augmentent ?

- Une augmentation des leucocytes et de la CRP signifie une infection.

6) Comment est le niveau de glucose pendant la fièvre ?

-   Il y a une diminution du taux de glucose pendant la fièvre car il y a une diminution du métabolisme comme l'organisme utilise l'énergie pour combattre la fièvre.

7) Que peut-il arriver si la température lors de la fièvre dépasse 40 degrés ?

-   Une convulsion peut survenir si la température dépasse 40 degrés en cas de fièvre.

8) Quel est le nom commun pour une hémorragie ?

-   Un nom commun pour une hémorragie est un saignement.

9) Définir la pression artérielle.

-   La pression artérielle est la pression que le sang exerce sur la paroi des artères.

10) Qu'est-ce qu'un pouls ?

-   Un pouls représente le battement du sang régulier causé par la contraction du cœur.

# Chapitre 10

1) La pression artérielle est-elle élevée ou basse pendant l'hémorragie ?

- La pression artérielle est basse pendant l'hémorragie.

2) Le pouls est-il élevé ou faible pendant l'hémorragie ?

- Le pouls est élevé pendant l'hémorragie.

3) Quelles sont les étapes d'une évaluation abdominale ?

- Les étapes d'une évaluation abdominale sont l'inspection, la palpation, l'auscultation et la percussion.

4) Qu'est-ce que cela signifie quand il n'y a pas de son pendant une auscultation abdominale ?

- L'absence de son pendant l'auscultation abdominale est un signe d'alarme car il y a une absence de mouvement intestinal.

5) Combien de temps le contenu reste-t-il dans le gros intestin ?

- Le contenu reste dans le gros intestin de 12 à 24 heures.

6) Le réflexe de défécation est-il sympathique ou parasympathique ?

- Le réflexe de défécation est sympathique.

7) Qu'est-ce qu'un muscle squelettique ?

- Un muscle squelettique est un muscle volontaire. C'est un muscle que nous pouvons contrôler.

8) Qu'est-ce qu'un muscle lisse ?

- Un muscle lisse est un muscle involontaire. C'est un muscle que nous ne pouvons pas contrôler.

9) Quel type de muscle est le sphincter interne de l'anus ?

- Le sphincter interne de l'anus est un muscle lisse.

10) Quel type de muscle est le sphincter externe de l'anus ?

- Le sphincter externe de l'anus est un muscle squelettique.

11) Nommer l'unique muscle squelettique involontaire dans le corps.

- Le muscle cardiaque est un muscle unique qui est un muscle squelettique mais involontaire.

12) Le côlon est-il un organe indispensable de la vie?

- Non, le côlon n'est pas un organe indispensable de la vie. On peut vivre sans le côlon.

13) Quelle est la structure qui empêche le contenu de retourner dans l'intestin grêle après son entrée dans le gros intestin ?

- La valve iléo-colique empêche le contenu de retourner dans l'intestin grêle après son entrée dans le gros intestin.

# Conclusion



Merci encore d'avoir acheté ce livre. J'espère que cela vous a aidé dans votre cheminement pour comprendre la diverticulite et son impact sur les personnes autour de vous qui en souffrent.

S'il vous plaît, si vous avez apprécié ce livre, j'aimerais que vous laissiez un commentaire. Ce serait apprécié.

Je vous remercie.